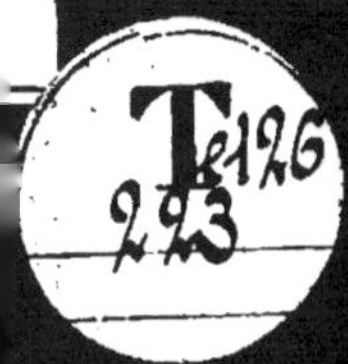

DE L'HÉMORRHAGIE

PAR RUPTURE SPONTANÉE

DES VAISSEAUX DU CORDON DANS LE CAS D'INSERTION VÉLAMENTEUSE

Par M. Gustave Rivet,
Interne des hôpitaux.

Les cas d'hémorrhagie dans l'insertion vélamenteuse du cordon ont été signalés par les auteurs qui se sont occupés de ce mode particulier d'insertion.

En parcourant, en effet, ce qui a été écrit sur cette question, on trouve le fait mentionné et ses conséquences indiquées.

En 1773, Wrisberg (1), faisant allusion à l'insertion vélamenteuse, recommande de ne point tirer sur le cordon, en disant qu'une violence exercée à contre-temps pourrait, dans ce cas, amener par la rupture des membranes une hémorrhagie rapidement mortelle pour le fœtus.

Plus tard, en 1801, Lobstein (1), dans sa notice sur une disposition particulière des vaisseaux du cordon ombilical, sans avoir de fait à citer, s'exprime ainsi :

« J'ignore si la rupture des membranes dans les quadrupèdes « donne lieu quelquefois à des hémorrhagies graves. Toujours est-« il certain qu'une conformation pareille dans la femme peut être « funeste à l'enfant, surtout si la plupart des vaisseaux ont un dia-« mètre égal ou supérieur à celui du tronc qui leur a donné nais-« sance. »

Benckiser (2), en 1831, dans son travail intitulé : « De hemorrhagia

---

(1) Wrisberg. Commentat. de secundinar. humanar. varietate. Sect. I, obs. II. In Nov. commentat. Societat. reg. scient. (Gœttingue, t. III, 1773, p. 63 et suiv.)

(2) Lobstein. Notice sur une disposition particulière des vaisseaux du cordon ombilical. T. I, Arch. de l'art des accouchements, publiés par Schweighauser (Strasbourg, 1801, p. 320).

(3) Benckiser. De hemorrhagia inter partum orta ex rupto venæ umbilicalis ramo. (P. 8, 1831, Heidelbergæ.)

inter partum orta ex rupto venæ umbilicalis ramo », signale le rapport qui existe entre les insertions vélamenteuses et les hémorrhagies, dans les lignes suivantes, où il semble méconnaître ce qu'aurait écrit Lobstein sur ce sujet : « Quamquam funiculi insertio in velamento « jam a veteribus observata est, nemo tamen hemorrhagiæ illa ex « causa ortæ mentionem fecit. »

Il cite à l'appui le fait d'une hémorrhagie survenue au moment de la rupture de la poche des eaux.

Il s'agit d'une femme de 26 ans, chez laquelle on sentait, par le toucher, faisant saillie sur la poche des eaux, une corde anormale égalant le volume d'une plume à écrire.

« Après la rupture de la poche, les eaux s'échappèrent et furent suivies de quelques gouttes de sang. Une application de forceps ayant été résolue, lorsqu'on plaça la branche droite, il s'écoula une grande quantité d'eau mêlée de sang. Pendant les quatre heures qui s'étaient écoulées depuis la rupture de la poche des eaux jusqu'à la terminaison du travail, le sang n'avait cessé de couler. La femme pouvait avoir perdu 1,600 à 2,000 grammes ; la délivrance eut lieu une demi-heure après. L'enfant *pâle, décoloré*, présentait encore quelques signes de vie, mais il mourut peu d'instants après. Il pesait 2,900 grammes. On ne retrouva à l'autopsie que des signes d'anémie ; tout prouva que l'hémorrhagie avait causé la mort du fœtus.

« L'examen du délivre fit découvrir la source de l'hémorrhagie ; le cordon ombilical s'insérait sur les membranes à 6 centimètres du rebord placentaire.... Le premier rameau naissant de la division de la veine ombilicale au point de son insertion dans les membranes se portait à droite, parcourait un trajet considérable et venait se prolonger dans le bord opposé du placenta. C'est précisément sur le point de ce trajet le plus éloigné du placenta qu'a eu lieu la rupture des membranes ; cette rupture a dû nécessairement produire celle du rameau que nous venons de décrire, et c'est à elle sans aucun doute qu'a été due la perte qui a occasionné la mort de l'enfant. »

Au sujet des conséquences de cet accident pour la vie de l'enfant, Benckiser trace les lignes suivantes :

« Voici quel est l'effet de cette perte de sang pendant le temps né- « cessaire à la terminaison artificielle de l'accouchement. Le sang « continuant à couler sans interruption du corps de l'enfant vers le « placenta, la plus grande partie de ce liquide, ainsi ramenée du fœ- « tus à cet organe, s'épanche par la veine rompue. Aussi l'enfant

« présentait-il après l'accouchement une pâleur extrême. Cette expli-
« cation du mécanisme de sa mort est d'autant plus évidente que les
« résultats fournis par l'autopsie étaient tout à fait différents de ceux
« qu'on observe à la suite de la mort par compression du cordon. Les
« organes contenus dans le crâne étaient particulièrement exsangues. »

Nous avons tenu à citer ce passage de Benkiser sur l'état exsangue de l'enfant, parce qu'il nous a été donné d'en constater toute l'exactitude.

Cazeaux (1) rapporte un fait du même genre qui lui a été rapporté par Panis, professeur d'accouchement à l'école de médecine de Reims.

Il est question d'une femme, chez laquelle, au moment de la rupture des membranes, il était sorti du sang avec les eaux. Les mouvements de l'enfant s'étaient fait sentir la veille jusqu'au soir. Le travail marcha régulièrement, mais l'écoulement de sang continua, bien qu'avec peu d'abondance.

« Étonné, dit l'observateur, de la mort de cet enfant dont la face
« était peu colorée, dont le développement était parfait, dont les
« mouvements n'avaient cessé d'être sentis que dans les derniers
« moments, je cherchai la cause de cet accident et je la trouvai dans
« le cordon ombilical, aussitôt que j'eus extrait le placenta. En effet,
« ce cordon était inséré sur les membranes à 8 centimètres du pla-
« centa ; les vaisseaux qui les constituaient s'étant séparés rampaient
« dans les membranes et venaient se rendre à la circonférence du
« placenta : c'était précisément en cet endroit que les membranes
« elles-mêmes avaient été rompues. Je conclus dès lors que la mort
« était due à l'hémorrhagie causée par la rupture du vaisseau vei-
« neux et je m'expliquai pourquoi cet écoulement de sang avait com-
« mencé au moment de la rupture des membranes. »

Valenta (2) cite un cas analogue :

Une femme à terme perdit les eaux avant que la dilatation ne fût complète. Depuis le moment de la rupture de la poche jusqu'à la terminaison de l'accouchement, cette femme perdit du sang. L'enfant était mort au moment de la naissance. En examinant l'arrière-faix, on découvrit que les vaisseaux avant de gagner le placenta se ramifiaient sur les membranes. Deux des branches veineuses étaient rompues. Il en était de même d'une petite artériole.

---

(1) Cazeaux. De l'hémorrhagie puerpérale. (Traité des accouchemens, 1874, p. 735.)
(2) Valenta, Betz, Memorabilien, vol. XIX, part. 5.

A ces faits nous en ajouterons un autre signalé par J. Halliday Croom (1) dans le fort intéressant mémoire qu'il a fait paraître sur les hémorrhagies du cordon pendant le travail.

« Je fus appelé, dit-il, près d'une femme de 40 ans, en travail de-
« puis quelque temps, qui avait eu une hémorrhagie considérable.
« Quand je la vis, les membranes étaient rompues et la tête engagée,
« l'hémorrhagie avait cessé. Peu de temps après mon arrivée, l'enfant
« fut expulsé mort et anémié.

« Le placenta fut extrait facilement avec quelques caillots au bout
« de dix minutes. J'ai considéré le cas comme étant une hémorrha-
« gie accidentelle.

« M'étant informé, j'appris que les membranes s'étaient rompues
« une heure avant mon arrivée et que, depuis leur rupture jusqu'à la
« naissance, l'écoulement de sang avait été continu. En examinant le
« délivre, je vis que le cordon s'insérait sur les membranes. Les vais-
« seaux avant de gagner le placenta au bord inférieur duquel ils
« étaient reliés se divisaient et couraient à la surface des membranes
« dans une étendue de 3 pouces. Les troncs veineux étaient plus nom-
« breux en même temps que plus longs et plus flexueux. Deux d'entre
« eux étaient rompus, manifestement au point de la déchirure des
« membranes. »

Les différents auteurs que nous avons encore consultés sur ce sujet et en particulier Chantreuil (2) dans sa thèse sur les dispositions du cordon qui peuvent troubler la marche régulière de la grossesse et de l'accouchement signalent simplement le fait sans apporter d'observations personnelles.

Nous avons eu, pour notre part, l'occasion d'observer à la Charité, dans le service de M. Budin, un fait remarquable dont nous sommes heureux de pouvoir publier ici l'observation :

B... R..., âgée de 19 ans, couturière, entre le 6 juin 1883, à dix heures du soir, dans le service d'accouchements.
Cette femme, d'une bonne santé habituelle, n'a jamais eu d'enfants.
La menstruation a toujours été régulière.
Les règles sont survenues pour la dernière fois au commencement du

---

(1 Halliday Croom. Funic hemorrhage during labour. Edinburgh, 1881.
(2) Chantreuil. Des dispositions du cordon qui peuvent troubler la marche régulière de la grossesse et de l'accouchement. (Th. agr. Paris, 1875.)

mois de novembre 1882. Elle serait donc, selon toute prévision, enceinte de six mois et demi à sept mois environ.

La grossesse n'a rien offert de particulier. A signaler seulement quelques vomissements dans les premiers mois, de légères tendances syncopales, un certain degré de somnolence. Il y a un mois, elle aurait eu une légère perte de sang survenue la nuit. La malade n'a d'autre explication à en donner qu'une chute qu'elle aurait faite la veille.

A son entrée à l'hôpital, la malade nous apprend qu'elle a senti les premières douleurs le 6 juin, vers neuf heures du matin ; la poche des eaux s'est rompue dans la soirée.

L'examen pratiqué au moment de l'entrée donne les particularités suivantes :

Le ventre est modérément développé.

Au palper, on constate une tension continue de la paroi utérine qui ne permet de reconnaître aucune partie fœtale. Le fond de l'utérus est à trois travers de doigt au-dessus de l'ombilic.

L'auscultation ne fait entendre nulle part de bruits fœtaux.

Au toucher, on constate que la dilatation de l'orifice utérin est complète ; la poche des eaux est rompue et l'on sent une tête peu volumineuse engagée dans l'excavation pelvienne. La suture sagittale est dirigée suivant le diamètre oblique gauche (les pariétaux chevauchant fortement l'un sur l'autre), la fontanelle postérieure est située en avant et à gauche. On a donc affaire à une présentation du sommet en position occipito-iliaque gauche antérieure.

Les douleurs revenant à intervalles rapprochés, vers onze heures la tête apparaît à la vulve.

Vers onze heures quinze, la rotation s'effectue sous le doigt, et presque aussitôt la tête se dégage.

La tête une fois sortie, l'occiput tourne vers la cuisse gauche et bientôt les épaules se dégagent, suivies presque aussitôt du tronc.

L'enfant, du sexe masculin, né violacé, était étendu entre les jambes de la femme, quand on voit la vulve se distendre de nouveau. Le toucher pratiqué alors permet de reconnaître une nouvelle poche des eaux annonçant qu'on avait affaire à une grossesse gémellaire.

Le cordon de l'enfant déjà sorti est alors lié en deux points et sa section pratiquée dans leur intervalle.

Quelques frictions excitantes à l'aide de linges chauds parviennent à ranimer le nouveau-né, qui se met à respirer régulièrement bien que faiblement. Son poids est de 1,250 grammes. La mensuration du diamètre de sa tête donne les dimensions suivantes : diamètre occipito-frontal, 9 centimètres ; diamètre occipito-mentonnier, 10 centimètres ; diamètre bipariétal, 7 cent. 5 ; diamètre bitemporal, 6 cent. 5 ; diamètre sous-occipito-bregmatique, 7 cent. 5. Une fois ces mensurations prises, on le place dans la couveuse.

Quelques minutes après la sortie du premier fœtus, une fois la présence d'un second fœtus reconnue, le toucher permet de constater que celui-ci s'engage également par le sommet ; la suture sagittale est située cette fois suivant le diamètre oblique droit ; la fontanelle postérieure en occupe l'extrémité antérieure. Il s'agit donc d'une présentation du sommet en position occipito-iliaque droite antérieure.

En quelques contractions, la rotation s'effectue, et au moment d'une contraction plus énergique que les autres, la poche des eaux vient apparaître à la vulve qu'elle distend largement.

A ce moment (onze heures trente minutes), celle-ci se rompt sous nos yeux et en même temps, *de l'un des points des membranes largement rompues, nous voyons très nettement s'échapper un jet de sang* ; puis, la tête du deuxième fœtus vient émerger à la vulve qu'elle traverse avec facilité, bientôt suivie des épaules et du tronc. Le cordon est sectionné aussitôt.

Ce second fœtus est complètement *pâle, décoloré, exsangue* et ne respire pas. On procède pour le ranimer à quelques frictions excitantes, à des fla-

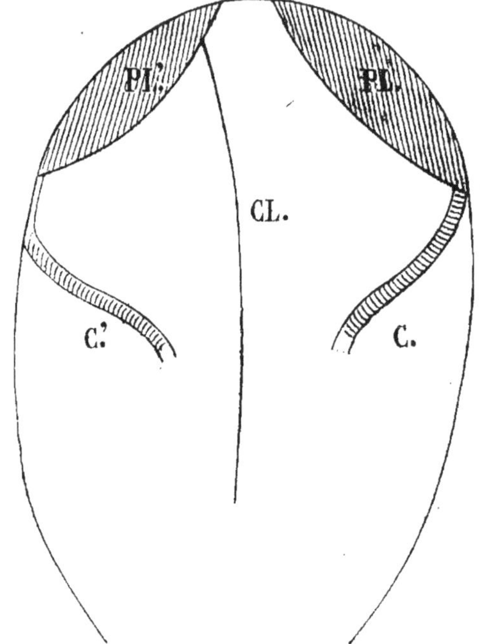

Pl. Placenta du premier enfant.
Pl'. Placenta du deuxième enfant.
C. Cordon du premier enfant. (Insertion marginale.)
C'. Cordon du deuxième enfant. (Insertion vélamenteuse.)
Cl. Cloison (au niveau du point où elle s'insère sur le placnta du deuxième enfant).

gellations énergiques, à des immersions répétées à intervalles dans un bain chaud, puis enfin, tous ces moyens demeurant sans résultat, à l'insufflation à l'aide de l'insufflateur Ribemont. Au bout de dix minutes d'insufflation, quelques inspirations spontanées se produisent et bientôt la respiration s'établit régulièrement.

Ce deuxième enfant, du sexe masculin, pèse un peu moins que le précédent : 1,150 grammes. Aussitôt ranimé, il est placé dans la couveuse.

L'examen pratiqué après la sortie du deuxième fœtus fait reconnaître à la vulve la présence de deux cordons répondant à chacun des fœtus. Celui qui correspond au deuxième fœtus est entouré de membranes qui pendent jusqu'à la vulve et sur lesquelles on peut déjà reconnaître, par suite de l'insertion vélamenteuse du cordon, la présence des vaisseaux dont la rupture a été constatée. Sous l'influence de frictions et de pressions légères pratiquées sur le fond de l'utérus pendant un temps assez long, la masse placentaire finit par s'engager par la face fœtale, et vers minuit et demi, une heure environ après le dernier accouchement, quelques légères tractions exercées sur les deux cordons simultanément l'entraînent au dehors des organes génitaux.

Le délivre examiné alors présente les particularités suivantes :

Il existe deux placentas distincts, complètement séparés par un pont de substance membraneuse. Le placenta du premier enfant présente une circonférence de 46 centimètres, un diamètre de 15 centimètres ; le placenta du deuxième enfant, une circonférence de 40 centimètres, un diamètre de 10 centimètres.

Ces deux placentas répondent à deux poches juxtaposées. Ces deux poches sont séparées par une cloison qui s'insère *en partie sur le pont de substance membraneuse que nous avons signalée, en partie à la surface de l'un des placentas.*

A chacun de ces placentas répond un cordon dont l'insertion est surtout digne d'être notée.

Le cordon du premier enfant, de 17 centimètres de longueur, présente une *insertion marginale.* Il s'insère sur le bord même du placenta à l'opposé de la cloison qui le sépare du placenta voisin.

Le cordon du deuxième enfant présente une *insertion vélamenteuse.* En effet, *à 4 ou 5 centimètres du bord du placenta correspondant* en un point également opposé à la cloison, le cordon se dissocie (Voir la planche en couleurs). Les trois vaisseaux qui s'en échappent gagnent le bord placentaire en rampant dans l'épaisseur des membranes. De ces trois vaisseaux, l'un gagne presque directement ce bord ; les deux autres n'y arrivent qu'en décrivant de chaque côté du précédent un trajet légèrement oblique.

Entre le point d'insertion du cordon et le bord du placenta, *les membranes, dans l'épaisseur desquelles rampent ces vaisseaux sont rompues largement.* De cette rupture résulte une *division des trois vaisseaux en deux tronçons :* un tronçon funiculaire, un tronçon placentaire.

La longueur du vaisseau moyen direct est de 4 cent. 1/2, dont 1 centimètre pour le bout funiculaire, 3 cent. 1/2 pour le bout placentaire.

Des deux vaisseaux obliques, l'un mesure 7 cent. 1/2, dont : 3 centimètres pour le tronçon funiculaire, 4 cent. 1/2 pour le tronçon placentaire ; l'autre mesure 8 centimètres appartenant en entier au bout funiculaire.

(Telles sont les particularités que nous avions à signaler au point de vue
du délivre. Les figures ci-jointes permettront de les comprendre plus facilement.)

Dans la nuit même de l'accouchement, les deux enfants, dont nous avons
déjà signalé la débilité, succombèrent : le premier enfant à deux heures dix
du matin, le deuxième vers cinq heures.

La mère est restée dans le service jusqu'au 16 juin sans présenter aucun
accident.

Interrogée au point de vue de l'époque prématurée de son accouchement,
elle ne nous a signalé comme cause qu'une fatigue considérable éprouvée
par suite de travaux excessifs dans les jours qui ont précédé l'accouchement. Elle n'a jamais présenté et ne présente aucune trace de syphilis.

Elle n'a pas connaissance de grossesses gémellaires dans sa famille.

Cette observation nous a paru intéressante à plusieurs titres.

Nous rappellerons tout d'abord qu'on a signalé la fréquence des insertions vélamenteuses dans la grossesse gémellaire. Dans cette variété de grossesse, les cas de double insertion vélamenteuse seraient,
en effet, d'après Hyrtl (1), relativement fréquents. Telle est aussi l'opinion émise par Thévenot (2) dans le travail qu'il a fait sur ce sujet
dans un but surtout pathogénique.

Ici nous n'avons pas eu affaire à une double insertion vélamenteuse,
mais peu s'en faut : *insertion vélamenteuse d'un côté, insertion marginale
de l'autre* (cette dernière tout à fait sur l'extrémité du placenta).

Mais le point le plus important de cette observation est celui de la
rupture des membranes entraînant *la division des trois vaisseaux du
cordon, l'écoulement sanguin* qui l'accompagne, et comme conséquence
l'état exsangue de l'enfant, qui semble mettre immédiatement sa vie en
danger.

Ces faits ont été d'autant plus intéressants qu'ils se sont passés
sous nos yeux.

C'est sous nos yeux, en effet, que les membranes faisant saillie à la
vulve se sont rompues; c'est sous nos yeux aussi qu'au niveau de
l'un des bords des membranes s'est produit l'écoulement de sang qui
a failli compromettre la vie de l'enfant.

---

(1) Hyrtl. Die Blutgefässe der menschlichen Nachgeburt in normalen und
abdormen Verhaltnissen.

(2) Thévenot. Mém. Arch. tocologie. Janvier 1881.

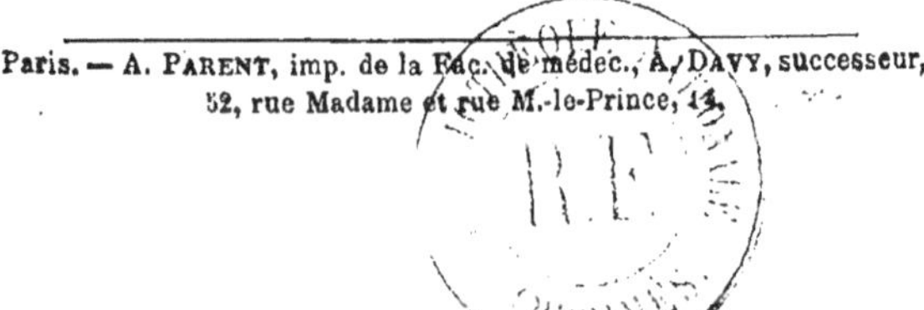

Paris. — A. PARENT, imp. de la Fac. de médec., A. DAVY, successeur,
52, rue Madame et rue M.-le-Prince, 14.

Fig. 1.

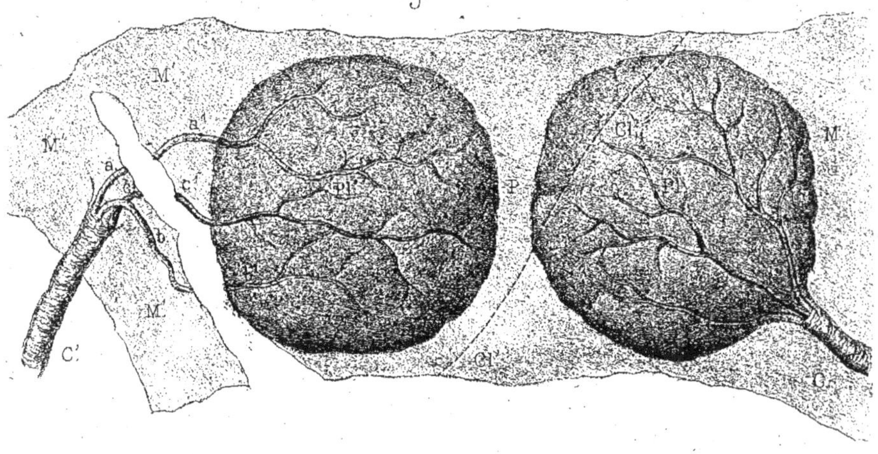

Fig. 2.

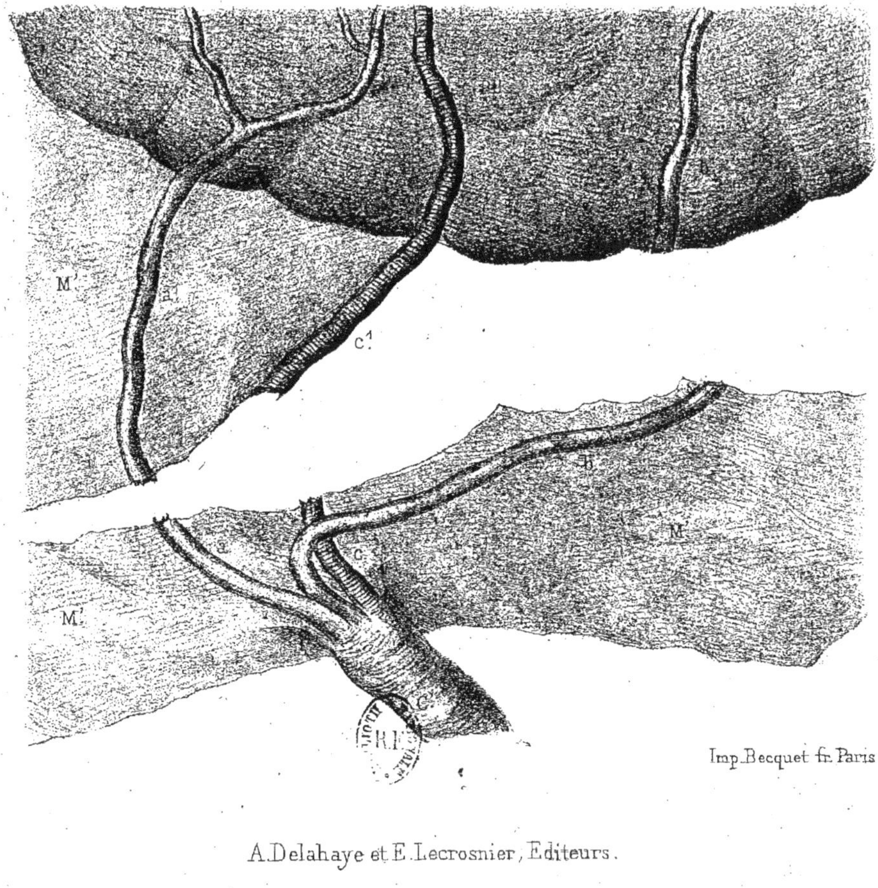

Imp. Becquet fr. Paris.

A. Delahaye et E. Lecrosnier, Editeurs.

9 782019 315535